FRAGMENTS

D'OBSTÉTRIQUE

PAR LE

Dr BUREAU

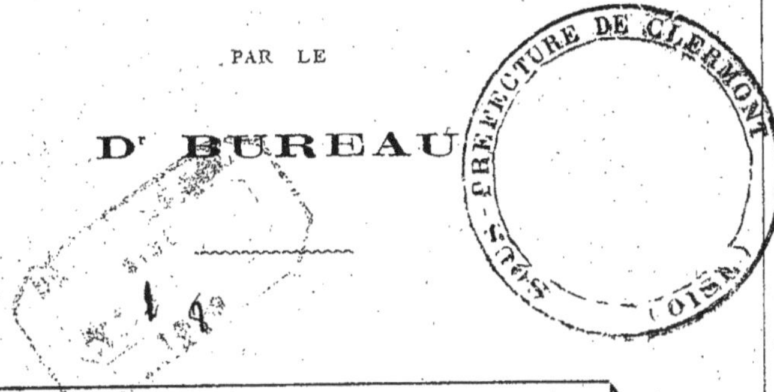

ACCOUCHEMENT GÉMELLAIRE DANS UN BASSIN RÉTRÉCI

HYDROCÉPHALIE

GROSSESSE QUINTUPLE.

(Observations communiquées à la Société médico-pratique de Paris).

PARIS

J.-B. BAILLIÈRE ET FILS

19, RUE HAUTEFEUILLE, 19

1889

FRAGMENTS

D'OBSTÉTRIQUE

PAR LE

Dʳ BUREAU

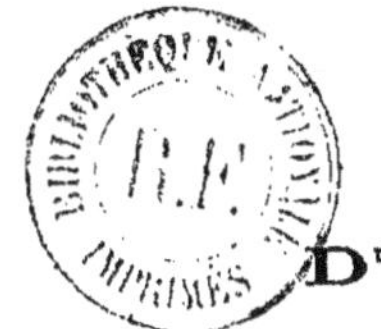

ACCOUCHEMENT GÉMELLAIRE DANS UN BASSIN RÉTRÉCI

HYDROCÉPHALIE

GROSSESSE QUINTUPLE.

(Observations communiquées à la Société médico-pratique de Paris).

PARIS

J.-B. BAILLIÉRE ET FILS

19, RUE HAUTEFEUILLE, 19

—

1889

ACCOUCHEMENT GÉMELLAIRE

DANS UN BASSIN RÉTRÉCI

FORCEPS ET VERSION

Le 20 novembre 1885, j'étais appelé à la hâte auprès de Madame X..., qui ressentait les premières douleurs du travail de l'accouchement.

Cette femme, âgée de 32 ans, de constitution robuste, n'a jamais fait de maladie sérieuse. Née à Paris, elle a été élevée au biberon, à la campagne, a marché tard (plus de deux ans), et est d'une taille moyenne.

Une première fois, en 1883, elle est accouchée à terme, après une grossesse maladive, d'une enfant de petit volume qui a vécu, mais dont l'expulsion a nécessité l'aide d'un accoucheur et une application de forceps très laborieuse. Du côté de la mère, aucun antécédent de gémellité. Dans la famille du mari (des tantes) je note quelques cas de grossesses gémellaires.

Madame X..., ordinairement bien réglée, a vu sa dernière menstruation se terminer le 18 février. La grossesse a été bonne, mais le ventre est plus volumineux qu'à la première grossesse : des varices nombreuses et considérables occupent les membres inférieurs très œdématiés. Pas d'œdème sus-pubien.

En examinant le squelette, je ne trouve à noter qu'un écartement très modéré des deux fémurs, aux membres supérieurs, de la brièveté des doigts, et à la face une saillie du menton et des bosses coronales. Rien du côté de la colonne vertébrale.

Par le palper, je déprime difficilement l'utérus surdistendu ; toutefois, dans l'intervalle des contractions je perçois de nombreuses parties fœtales. Au niveau de l'aire du détroit supérieur, une tumeur dure, ronde, régulière, ayant tous les caractères du sommet : elle n'est pas mobile et paraît inclinée vers la fosse iliaque droite.

Dans la fosse iliaque gauche, sur un plan supérieur à celui de la première tumeur, se reconnaît nettement un second sommet.

Impossible de suivre les plans résistants dorsaux.

L'auscultation fait percevoir deux maximums de battements cardiaques : l'un à droite et à la hauteur de l'ombilic ; l'autre à gauche et sur un plan plus élevé.

En pratiquant le toucher, je trouve le col effacé avec une dilatation comme une pièce de 2 francs et tous les caractères d'un sommet ; par le palper combiné au toucher, je détermine le dos correspondant à ce sommet : il regarde à droite et un peu transversalement.

J'avais rencontré trop facilement le promontoire : le bassin était vicié par le rachitisme. Le diamètre promonto-sous-pubien, mesuré plusieurs fois, était de 9 centimètres 6 ; c'était donc, après déduction, un bassin de 8 centimètres environ. J'ajoute que les premières vertèbres sacrées sont très accessibles.

En somme, je diagnostiquais : dans un bassin de 8 centimètres ou un peu au-dessus, une grossesse gémellaire avec deux enfants vivants, à terme, et chacun d'eux présentant en bas le pôle céphalique.

Le travail commencé le soir à 8 heures, marcha régulièrement : à 3 heures dans la nuit, la dilatation étant complète, je rompis la poche des eaux, m'assurant bien qu'il ne se produisait aucune procidence, et j'attendis.

Les douleurs, un instant calmées, se manifestèrent de nouveau avec énergie ; mais le sommet en droite transversale, mal fléchi et incliné sur le pariétal droit, ne s'engageait pas. A 5 heures, je fis une application oblique du forceps, et j'obtins facilement un enfant vivant du poids de 2950 grammes.

Double ligature au cordon.

Au toucher, je sens la poche du second fœtus qui fait saillie au moment de la contraction utérine, et dans l'intervalle, je reconnais le second sommet en gauche transversale, mais encore très élevé et mobile.

La parturiente, fatiguée, désirait être délivrée et les contractions utérines étaient ralenties. Je rompis cette poche amniotique pour terminer l'accouchement.

Cette fois, j'eus recours à la version, espérant terminer plus vite, et heureux d'ailleurs d'avoir l'occasion de comparer sur la même femme, au même moment, les deux modes d'intervention, forceps et version. Je dégageai facilement les bras ; mais il n'en fut pas de même de la tête. Le mari, très intelligent, appuyait sur le front à travers la paroi abdominale pendant que j'opérais avec énergie et méthode les tractions nécessaires, essayant de ménager le cordon. L'enfant naquit en état de mort apparente, pâle, inerte, et je le ranimai très difficilement avec l'insufflateur.

Cet enfant, qui pesait seulement 2700 grammes, portait une légère empreinte à l'angle antérieur du pariétal gauche.

La délivrance fut facile. Les deux placentas étaient distincts. Le placenta du premier fœtus sortit le dernier. Les suites de couches furent normales. Les enfants, élevés à la campagne, sont très bien portants.

De cette observation je formule ce résultat précis : Le second enfant (du même sexe, garçon), moins volumineux de 250 grammes que le premier, faisant passer son occiput dans les mêmes diamètres que le premier avait suivis, a été extrait par la version avec beaucoup plus de difficultés et de dangers que celui dégagé par le forceps.

Un accouchement gémellaire, dans un bassin de 8 centimètres, terminé à 1/2 heure d'intervalle, par les deux opérations maîtresses de l'obstétrique, est un fait excessivement rare. C'est là ce qui m'a engagé à publier cette observation en y ajoutant quelques réflexions sur le parallèle du forceps et de la version, et envisageant dans les deux cas les résultats immédiats et éloignés.

Au point de vue de la préférence accordée à tel ou tel mode d'intervention, on peut diviser les accoucheurs en trois catégories : les uns sont toujours pour la version ; les autres, toujours pour le forceps ; les troisièmes, les plus sages, se laissent guider, pour leur choix, par l'étude des phénomènes particuliers à chaque parturition. Ainsi, lorsque l'utérus est fortement rétracté sur le produit de conception, on ne doit pas recourir à la version, le forceps est imposé. Quand, au contraire, la tête est très mobile au-dessus du détroit supérieur, quand l'utérus lui-même est mal fixé, la version paraît devoir être la ressource de l'accoucheur.

Les auteurs qui ont traité cette question, ont été guidés par des vues théoriques, des expériences d'amphithéâtre, ou par l'étude de faits statistiques basés sur des résultats obtenus chez la femme dans des accouchements successifs, ou sur des femmes différentes et non parfaitement comparables.

Dans ce parallèle des résultats obtenus par le forceps et la version, tous ont pris pour point de départ l'étude du mécanisme de la sortie de la tête dans les bassins rétrécis.

Sur ce sujet, Mauriceau, Levret, Gardien, Smellie, ne fournissent que de très vagues indications. En réalité, il faut arriver à Michaëlis et Litzmann pour voir traiter la question dans un sens vraiment scientifique ; et depuis, de nombreux accoucheurs ont produit des travaux importants : ainsi Simpson, Joulin, Otto de Haselberg, Goodel, Budin et beaucoup d'autres.

Madame Lachapelle conseillait la version dans les bassins rétrécis : ce mode opératoire lui donnait 17 enfants vivants sur 25, tandis que, par le forceps, elle ne sauvait que 7 enfants sur 15. Simpson, après des considérations anatomiques et géométriques, concluait, en 1847, à la supériorité de la version sur le forceps.

En 1865, Joulin réfuta les assertions de Simpson en montrant que le vertex, relativement aux bosses pariétales, forme le sommet d'un cône. Dans le sommet, c'est le sous-occipito-bregmatique qui s'engage dans la filière pelvienne et non l'occipito-frontal comme dans la version. Dans la version, la prise sur le corps de l'enfant n'est pas meilleure ni plus solide que dans l'application du forceps.

Il fit enfin des expériences établissant que la somme de forces nécessitées pour engager le fœtus tête dernière est plus considérable que lorsque la tête sort la première. Il conclut absolument à la supériorité du forceps sur la version.

En 1864, M. Clintoc, se basant sur des résultats cliniques, donnait la préférence à la version. Scharlau, lui aussi, est partisan de ce mode opératoire sur un enfant à terme, même dans un bassin de 7.5.

En 1868, Schroeder se range aussi parmi les défenseurs passionnés de la version.

En 1873, Barnes étudie le mécanisme de l'accouchement, signale l'influence de la courbe du faux promontoire et conclut à la supériorité de la version dans les bassins de 8 à 9 centimètres. Au-dessous de 76 millimètres il préfère le forceps.

Otto de Haselberg, en 1873, étudie d'abord dans quelle position se place la tête fœtale venant la première dans un bassin rétréci : la suture sagittale est dirigée transversalement ; la région du diamètre transverse antérieur de la tête fœtale se place suivant le diamètre conjugué du bassin et obliquement par rapport au plan du détroit supérieur. Dans le cas de tête dernière, au contraire, cette inclinaison n'existe pas ; cette disposition est, selon lui, beaucoup plus favorable à l'accouchement. D'où sa préférence pour la version.

Dans deux mémoires, en 1875 et 1876, Goodell conseille la version à terme dans les bassins rétrécis. Il dit : « La nature et la version moulent la tête à la forme du détroit, le forceps la moule à sa propre image. Les premières limitent la lésion cérébrale au point qui s'appuie sur le promontoire, le forceps rend la lésion plus étendue. La nature et la version ne produisent absolument que des lésions nécessaires, le forceps produit des lésions inutiles. »

Alexander Milne, dans les rétrécissements du pelvis, conseille la version combinée à l'accouchement prématuré et fournit des statistiques favorables.

Le Dr Budin a fait de ce sujet une étude des plus intéressantes pour établir le plus ou moins de facilité dans l'extraction des fœtus.

Il a fait des expériences successives sur des têtes de fœtus à terme, et avant terme, et il conclut que, à terme, au point de vue des phénomènes mécaniques de la sortie de la tête, le forceps paraît préférable à la version dans les rétrécissements de 7 à 8,5. Avant terme, la version lui paraît un procédé qui donne de meilleurs résultats.

En 1878, Mathews Duncan reprit les expériences de Budin et les confirma.

En 1879, dans sa thèse inaugurale, Champetier de Ribes mesure la force employée pour faire franchir à la tête un détroit supérieur d'un diamètre donné, en décrivant les lésions produites. Il conclut également en faveur de la version.

En 1886, (in *Edimb. med. Journal*, janvier et février), Samuel Sloan étudie aussi l'accouchement dans les bassins rétrécis. Il donne la préférence en général au forceps. Pourtant, dit-il, la version est bonne quand le bassin mesure au moins 2 pouces 3/4. Parmi les circonstances favorables à l'emploi de la version, il compte : la situation de l'occiput du côté rétréci, les occipito-postérieures, les procidences, la face, le placenta prœvia, une forte inclinaison du bassin, « une grande difficulté dans l'application du forceps ou dans l'articulation de l'instrument ».

En somme, tous les auteurs qui ont étudié la question expérimentalement, ont surtout envisagé la longueur du temps nécessaire à l'extraction de la tête, la compression plus ou moins forte déterminée par son passage à travers la filière pelvienne, les lésions plus ou moins profondes ou étendues sur la surface crânienne. Sans doute, toutes choses égales d'ailleurs, la vie du fœtus est d'autant moins compromise que son expulsion a été plus rapide et accompagnée de lésions plus légères. Mais il est possible que ces conditions de rapidité et de bénignité apparente, quand elles existent, ne soient pas suffisantes pour établir la supériorité de la version sur le forceps ou inversement.

L'enfant court de grands dangers, surtout parce que, pendant le dégagement dans les bassins rétrécis, le cordon a des chances nombreuses de compression. Et ces dangers se trouvent à leur maximum dans le dégagement par la version. Quand même, par cette manœuvre, il serait prouvé que le dégagement est plus rapide, il n'en résulterait pas par cela même une innocuité moindre pour l'enfant : le résultat dépendra de la protection plus ou moins efficace de la tige funiculaire, autant que des phénomènes de compression cérébrale.

D'ailleurs, le dégagement par le forceps n'est pas toujours plus lent et plus laborieux que par la version, ainsi que le témoignent de nombreuses observations, et celle que nous venons de lire en particulier. La grande objection contre le forceps appliqué transversalement de l'occiput au front, application qui augmente les diamètres de la tête en rapport avec le rétrécissement, est réduite à son minimum si l'on a soin de faire une application oblique ; elle n'existe plus si, suivant le conseil et la pratique du Dr Pinard, on applique l'instrument d'une oreille à l'autre, une branche directement en avant et l'autre en arrière.

En résumé, toutes les discussions scientifiques sur les avantages du forceps ou de la version, ont eu exclusivement en vue les résultats immédiats de l'accouchement, les chances plus ou moins grandes de vie pour le fœtus. Ne pourrait-on pas chercher à comparer les résultats éloignés ?

Les compressions cérébrales consécutives à l'emploi du forceps ou de la version donnent-elles des différences dans le développement intellectuel des sujets ? Les documents se trouvent dans les asiles d'aliénés.

Il est certain que tous les accouchements laborieux peuvent entraîner des troubles cérébraux qui influent quelquefois, d'une façon très considérable, sur le développement intellectuel et physique de l'enfant. Dans quelle proportion, nous l'ignorons.

Le forceps est-il, à cet égard, préférable à la version ? La question est seulement posée, mais la solution est très difficile.

Dans le livre de Runge (les maladies du premier âge), on trouve les renseignements suivants :

« Schultze décrit 2 cas d'accouchements avec mort apparente ; au bout de 1 an 1/2 et 2 ans, idiotie.

Little a vu plus de 50 cas de contracture chez des enfants nés après des accouchements difficiles.

Mitchell, sur 494 idiots, en a vu 57 dont l'accouchement avait duré plus de 36 heures ; 22 forceps. »

Le docteur Paul Sérieux, un jeune interne très instruit, qui vient de terminer ses trois années d'étude à l'asile Sainte-Anne, a bien voulu me communiquer les quelques observations qu'il a recueillies sur le sujet qui nous occupe.

Je vais en présenter le résumé, dans l'espoir que les médecins aliénistes étudieront bientôt complètement ce point de l'obstétrique et formuleront, d'après des statistiques nombreuses, des conclusions précises.

1re observation.— Le 4 août 1888, entrait à l'hôpital l'enfant Aline Malvina W.., âgée de 11 ans, avec l'étiquette suivante : Imbécillité. Epilepsie probable avec des attaques très fréquentes. Obtusion intellectuelle très marquée.

Les attaques ont commencé à l'âge de 15 mois par une convulsion répétée. On a compté jusqu'à 18 attaques en 30 heures. Intelligence très obtuse ; sait à peine l'A.B.C.

Du côté du père ou de la mère aucun antécédent spécifique. Hystérie chez la mère.

L'accouchement a été laborieux ; la présentation était celle de l'épaule.

Cette enfant a succombé en novembre à la tuberculose généralisée.

(Cette observation peut être discutée au point de vue de l'influence de l'accouchement sur l'état mental, en raison de la tuberculose finale.)

2e observation.— Entrée le 19 janvier 1888, l'enfant Berthe V.., âgée de 12 ans, avec le diagnostic : Imbécillité avec turbulence et pleurs par intervalles.

Paralysie infantile, masque simien.

Cette enfant est née de père et mère débiles, mais sans tare spécifique. Pas d'alcoolisme. Pas de traumatisme. Accouchement très difficile.

Version. — Mort apparente ; pendant plusieurs heures insufflations répétées avec le tube Chaussier.

A la naissance, les doigts étaient fortement fléchis, contracturés ; cet état a duré jusqu'à vingt mois.

Le pied gauche était en valgus.

Jamais de convulsions. Jamais de chutes.

A commencé à marcher vers six ans, en donnant la main.

Mouvements choréiformes datant de la naissance et accrus depuis un an. Prononce quelques paroles ; compte jusqu'à dix. Côté gauche toujours très faible et moins développé. Asymétrie crânienne. Grand développement du pariétal gauche.

3e observation. Philomène B., âgée de 12 ans, entrée le 26 juin 1888 : Imbécillité avec turbulence. Attaques anciennes d'épilepsie.

Cette enfant, dont les parents ne présentent aucune trace de diathèse ni d'antécédents de folie, est née après un accouchement laborieux, mais spontané, avec un enfoncement du pariétal gauche.

4e observation.— Antoinette R.., 9 ans, entrée le 17 mars 1888 : Débilité mentale, avec épilepsie. Délire consécutif aux attaques.

Le père et la mère sont d'une bonne santé. La petite malade a trois frères et sœurs très bien portants.

Elle est née en présentation du siège. Accouchement très laborieux. Elle a marché à 18 mois, n'a jamais eu de convulsions. Intelligence considérablement affaiblie surtout depuis l'âge de six ans.

5e observation. — Julie L.., 10 ans, entrée le 12 septembre 1885

Idiotie. Nul discernement. Balancement latéral. Enfant gâteuse, ne parlant pas et paraissant sourde.

Le père est mort phthisique à 37 ans. La mère est très émotive. Cinq accouchements :

1er enfant venu à terme, difficilement — mort.
2o   —   —   forceps — la malade actuelle.
3o   —   —   difficilement — mort.
4e   —   —   à 7 mois — mort.
5o   —   —   id.   — mort.

Cette malade est née avec application de forceps. Elevée au sein jusqu'à 13 mois. A ce moment convulsions répétées 13 fois en 11 mois. Côté droit très affaibli. A deux ans, parole presque nulle. Balancement. Etirement de la langue au dehors.

HYDROCÉPHALIE

RÉFEXIONS SUR LE DÉGAGEMENT DE LA TÊTE

S'il est une manœuvre qui paraisse devoir être toujours mise en usage avec succès, c'est celle qui consiste, dans la version, pour faciliter le dégagement de la tête surtout dans les bassins rétrécis, à faire appuyer par un aide sur la région frontale de l'enfant à travers la paroi abdominale inférieure. Cette compression doit être faite avec assez d'énergie, dans la direction de l'axe, et elle permet plus facilement l'extraction du fœtus.

Dans certaines circonstances, toutefois, cette manière d'opérer peut être nuisible : j'en trouve la preuve dans l'observation que je présente.

Le 13 décembre 1886, j'étais appelé à l'improviste pour délivrer Madame X.., en travail depuis cinq heures. La sage-femme qui l'assistait m'annonçait dans une note précise : grossesse gémellaire à terme, tronc du premier fœtus sorti, enclavement des deux têtes.

A mon arrivée, je trouvai la parturiente placée en travers de son lit, dans la position obstétricale, avec le tronc d'un fœtus volumineux pendant entre ses cuisses. Elle n'avait plus de douleurs, mais ne présentait aucune trace d'hémorrhagie.

Le tronc du fœtus, que je soulevai, présentait un spina bifida à la région lombaire inférieure.

Le volume énorme du fœtus et cet arrêt de développement de la colonne vertébrale me faisaient déjà supposer un autre diagnostic que celui qui m'avait été écrit.

Le palper me fit reconnaître seulement un utérus dur et peu volumineux. Par l'auscultation je ne perçus aucun bruit fœtal ou utérin. J'eus recours aussitôt au toucher manuel : l'occiput regardait directement en avant et la face directement en arrière. Ma main ayant dépassé l'aire au détroit supérieur, je sentis une poche énorme, tremblotante, fluctuante, avec des saillies osseuses par places, assez analogues à celles que l'on sent quelquefois chez un fœtus mort et macéré depuis longtemps. Le sujet de mon observation venaît de succomber, et pendant le travail, à plusieurs reprises, la sage-femme avait entendu les bruits du cœur.

Je reconnus une hydrocéphalie. Le bassin était normal. Madame X... avait eu déjà deux accouchements à terme : enfants vivants. Le troisième enfant était déclaré du même père ; et du côté des géniteurs, je ne trouvai aucune trace de diathèse ou d'intoxication. La grossesse avait été bonne. Pas de traumatisme.

Je fis d'abord tourner le tronc du fœtus, de façon que le dos regardât la cuisse gauche de la femme. En même temps j'introduisais deux doigts de la main gauche dans la bouche du fœtus, puis, tirant de cette main sur le maxillaire inférieur pour faire fléchir la tête, avec la main droite je faisais des tractions en arrière dans la direction de l'axe de la filière pelvienne.

La sage-femme agissait au-dessus de la région pubienne en comprimant la tête de l'enfant dans le même sens que mes tractions. Vains efforts. Arrivé sans ma trousse, j'allais envoyer chercher mon perforateur, quand, opérant seul quelques tractions lentes et soutenues, je sentis la région s'engager et descendre ; mais déjà la face était à la vulve que la portion supérieure de la calotte crânienne se trouvait encore sur un point très élevé. Elle s'allongeait en boudin et par sa malléabilité permettait un dégagement des plus simples. La délivrance suivit immédiatement : placenta normal.

Je ne revis plus la parturiente, mais j'appris qu'elle se rétablit très bien.

Quand j'examinai la tête que je venais d'extraire, elle s'affaissait mollasse sur la table : on aurait dit un kyste incomplètement rempli. Les os étaient immédiatement appliqués au cuir chevelu, sans aucune trace de liquide interposé ; ils étaient séparés l'un de l'autre par des sutures considérablement élargies. Je mesurai assez difficilement la grande circonférence, parce que cette tumeur changeait de forme au moindre contact. Je trouvai environ 49. L'enfant ne présentait pas d'autre malformation que son spina bifida, et j'appris que la quantité de liquide amniotique écoulée avait été considérable.

Madame X.., avait donc présenté un cas d'hydropisie de l'amnios compliquée, comme c'est assez fréquent, de malformations fœtales ; hydrocéphalie et spina bifida.

Pourquoi, dans cette observation, la manœuvre dite de Champetier, c'est-à-dire la pression de la tête par un aide à travers la paroi abdominale inférieure, a-t-elle nui très manifestement au dégagement qui s'est opéré ensuite très facilement par des tractions simples ?

J'en trouve la cause dans la réplétion incomplète de la tumeur hydrocéphalique. En effet, par la compression sus-pubienne, on présentait un plus grand volume pour franchir à la fois la filière pelvienne ; et, comme les liquides sont incompressibles, le résultat était nul. Au contraire, en pratiquant seulement des tractions sur le cou et la face, c'est-à-dire au-dessous de la tumeur, on vit la tête, grâce à la distension des sutures et des fontanelles, grâce à l'extensibilité des tissus, s'allonger, s'étirer et passer facilement. En somme, par cette manœuvre, j'ai réussi à faire passer en long ce qui ne pouvait passer en large.

J'ajoute que, dans certains cas de fœtus macérés, considérablement infiltrés et augmentés de volume, on pourrait rencontrer des conditions physiques analogues à celles de mon fait d'hydrocéphalie. Les mêmes précautions pour le dégagement seraient sans doute très favorables.

GROSSESSE QUINTUPLE

Les grossesses quintuples sont tellement rares dans l'espèce humaine que j'ai cru intéressant de publier quelques détails sur un cas qui s'est présenté à l'observation du docteur Montey, de Sainte-Mère-Eglise. J'ai seulement vu l'arrière-faix (1).

La fille O..., âgée de 30 ans, a déjà eu quatre grossesses, la première simple, les trois autres doubles. Je n'ai pas de renseignements sur les antécédents de gémellité chez ses ascendants. C'est une fille de ferme qui a continué jusqu'à la fin ses pénibles travaux.

Le médecin instruit qui l'assista m'a dit que l'accouchement avait eu lieu à huit mois. Après deux heures de douleurs régulières et soutenues, furent extraits d'abord trois enfants, deux garçons et une fille.

Chacun d'eux pesait environ 2 kilogr.

Ils se sont présentés tous les trois par l'extrémité pelvienne, et leur extraction fut des plus simples ; ils sont nés vivants et ont survécu 36 heures.

Après cette première série d'accouchements, les douleurs cessèrent, se manifestant à peine toutes les deux ou trois heures par quelques contractions mal définies. C'est seulement vingt-huit heures après, que le travail se déclara de nouveau avec énergie. Deux enfants se présentaient, le pôle céphalique en bas ; l'accoucheur eut recours à la version répétée pour chaque fœtus, et obtint deux enfants mâles du poids de 2 kilog. 500 gr. chacun, et vivants. Ils ne succombèrent que 24 heures après l'accouchement ; mais comme les premiers, ils étaient très viables : la misère absolue de la mère et la privation des soins les plus élémentaires furent certainement les causes de la mort.

Une 1/2 heure après le dernier accouchement, la délivrance se fit spontanément, et ne fut accompagnée d'aucune hémorrhagie.

Le placenta était unique.

Les suites de couches furent normales, la montée du lait très abondante s'accompagna d'un peu d'élévation de la température;

(1) Le 5 avril 1888.

mais malgré l'absence de tout moyen antiseptique, la femme se rétablit parfaitement et avait repris ses occupations quinze jours après.

Le placenta était très volumineux, mais simple. Cinq cordons distincts venaient s'insérer en divers points de sa surface. Les trois fœtus venus les premiers étaient contenus dans le même œuf ; les deux derniers avaient chacun leur œuf séparé par mur mitoyen amniotique.

Clermont (Oise). — Imprimerie Daix frères.